MARGOT NOEL

BESO A BESO

No es un libro
para aprender
a besar.
**Es un libro
para apasionarse.**

Noel, Margot
Beso a beso. -

1. Relaciones Interpersonales. I. Título

ÍNDICE

INTRODUCCIÓN

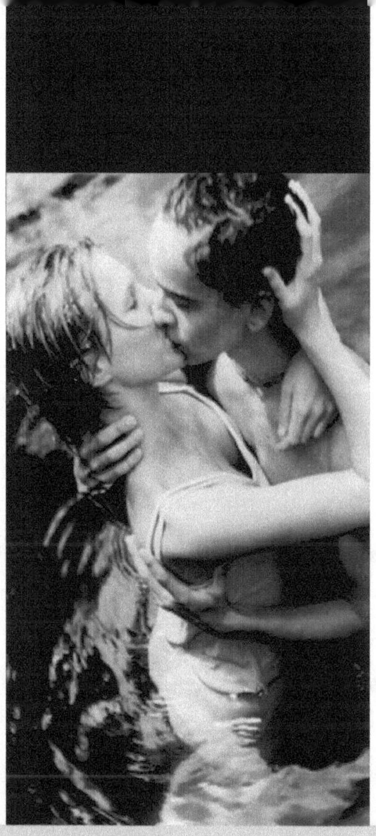

Por medio de los distintos tipos de besos se expresan diferentes sentimientos: respeto, alegría, ternura, amor, pasión, compasión.

Son muchos los interrogantes que aparecen cuando se piensa en el beso, ¿cómo surgió?, ¿dónde?, ¿por qué?, ¿para qué?, aunque lo más importante tal vez sea el "cómo": ¿cómo se besa?

Un beso bien dado tiene el poder de enamorar, en cambio uno torpe o inseguro tal vez aleje para siempre a dos personas.

Parecería que actualmente se le da mayor importancia a mantener buenas relaciones sexuales que a tener en cuenta el camino exitoso para llegar a ellas.

Por medio del beso se comparte igual o más intimidad que la sexual y por ser el primer acercamiento deben dominarse las técnicas para expresar el deseo de manera clara y ser correspondido con la misma intensidad.

La importancia del beso es tal que se han realizado diversos estudios científicos sobre el mismo.

Las conclusiones más importantes para tener en cuenta señalan que la principal función al besar es la de establecer vínculos con la otra persona.

Y éstos son tan trascendentes que más de la mitad de los hombres encuestados preferían tener sexo sin ningún tipo de besos previos.

Sólo un porcentaje muy menor (entre un 10% y 15%) de mujeres coincidieron con esto.

Otro dato interesante que surge de las investigaciones es que sería muy importante el intercambio de información entre la pareja durante el acto de besar.

Parecería que las mujeres son más sensibles a estas señales y sería más sencillo para ellas detectar el estado de la salud del hombre por medio del sabor y del olfato, mientras que para ellos se volvería más difícil darse cuenta y por eso tienden a besar más profundo, con la boca más abierta y con mayor intercambio de saliva.

Aparentemente, y de forma inconsciente, podrían notar en la saliva de la mujer indicadores de períodos fértiles durante la ovulación, lo que lleva a pensar directamente en la búsqueda de la reproducción humana.

Lo cierto es que, más allá de todo dato científico, y aún sin saber exactamente si el beso es un acto instintivo o de costumbre, se está en contacto con él desde el mismo momento del nacimiento cuando el bebé es recibido en este mundo por el beso amoroso de su madre.

Y también se transforma en un doloroso gesto de despedida a un ser querido. Para éste, justamente, el poeta y dramaturgo francés, Paul Géraldy (1885-1983), le dedicó estas palabras: "El más difícil no es el primer beso sino el último".

Afortunadamente, en medio de estos dos momentos extremos de la vida, hay muchos días y noches para disfrutar de los otros: los besos tiernos, los románticos, los apasionados.

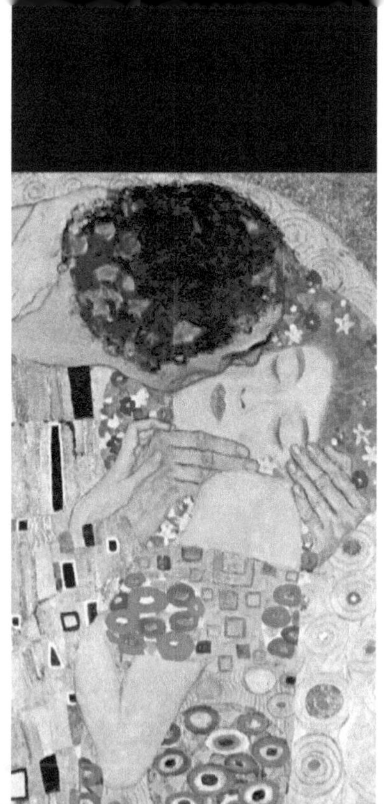

¡Todo por dos besos!

No está muy claro el origen exacto del beso.

Se sabe que la palabra proviene del latín *basiare* y ésta a su vez del sánscrito bhadd, que significa *"abrir la boca"*.

La unión de los labios aparece como un probable modo de alimentación del Hombre Prehistórico. Las madres masti-

.9

caban la comida hasta triturarla como papilla y se la pasaban de sus bocas a las de sus hijos.

A partir de ese momento es muy posible que se transformara en una demostración de cariño entre padres e hijos.

Más tarde como símbolo de saludo entre adultos.

Pero lo que se desconoce es cuándo se transformó en muestra de amor y pasión.

Se han hallado besos esculpidos 2.500 años a.C. en las paredes de templos de la India y se describen también en el Kama Sutra.

Entre los Persas era costumbre de los hombres besarse en la boca si pertenecían al mismo nivel jerárquico, si no debían hacerlo en el rostro.

El besar como muestra de reverencia y respeto se practicaba (y aún se sigue haciendo) en la mano y de rodillas si la persona a quien se besa pertenece a una alta jerarquía como en el caso del Papa, reyes y príncipes.

En la Grecia Antigua los besos en la boca sólo se permitían entre padres e hijos, hermanos o amigos muy cercanos.

Una versión explica que se originó en Roma, cuyo primer rey, Rómulo, les prohibió a las mujeres beber vino para asegurar la rectitud y el buen comportamiento de las mismas. Ellas únicamente estaban autorizadas a beber el vino cocido, o sea con el alcohol evaporado. Por ley era obligación del esposo chocar sus labios con los de la esposa para comprobar que no había bebido.

Lo cierto es que los romanos tenían tres palabras diferentes para designarlos:

Suavium: beso amoroso

Basium: beso apasionado entre amantes y de saludo

Osculum: beso religioso y amistoso

En la Edad Media si un caballero besaba a una dama era obligado a casarse con ella.

También aparece en la Biblia, con el beso traicionero de Judas a Jesús.

El beso se extendió como muestra de afecto entre amigos y de amor entre parejas, primero en Europa y luego por todo el mundo. A partir de 1750, aproximadamente, fue censurado de forma pública y las personas no se podían besar en la calle. La práctica sólo era posible en privado.

Recién en los años sesenta la juventud europea transformó el beso apasionado en símbolo de rebeldía como respuesta a la antigua censura y el besar volvió a hacerse público.

Actualmente, en muchos países de Europa se dan dos besos como muestra de saludo, algo que casi no se usa en los países americanos, donde sólo se besa en una mejilla.

La cultura oriental es la que menos utiliza esta práctica.

Muy diferente es el beso entre los esquimales, quienes lo simbolizan chocando sus narices.

Los norteamericanos utilizan el beso social con mucha discreción.

A pesar de los diversos tipos y las distintas intenciones de los besos, es indudable que a través del tiempo tanto hombres como mujeres buscaron por medio de ellos expresar sus más profundos sentimientos amorosos.

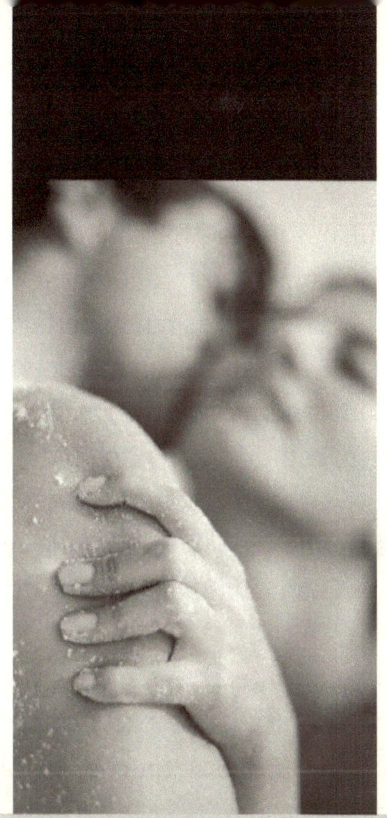

UN BUEN BESO

El beso no se explica, se practica...

¿Es importante saber besar?

Un beso tiene el enorme poder de enamorar, de hacer inolvidable el momento en que se recibe y de provocar ansias de más. Siempre y cuando esté bien dado.

Si no es el caso y el beso no genera emociones o es insulso, lo más probable es que cause indiferencia.

Hay una gran diferencia entre saber y no saber besar.

Conocerla es tan importante para las personas que no hay nadie que se resista a observar con atención un beso apasionado en una película o a leerlo en detalle en un libro romántico, estudiándolo para poder imitarlo o perfeccionarlo.

Claro que como sucede con cualquier otra actividad, se aprende y se mejora con la práctica.

Cuanto más se bese y más se experimente, mejor será la técnica.

Con diferentes parejas o con la misma, es fundamental que la otra parte esté dispuesta a la experimentación.

Besar, besar mucho, es la única manera de llegar a la excelencia.

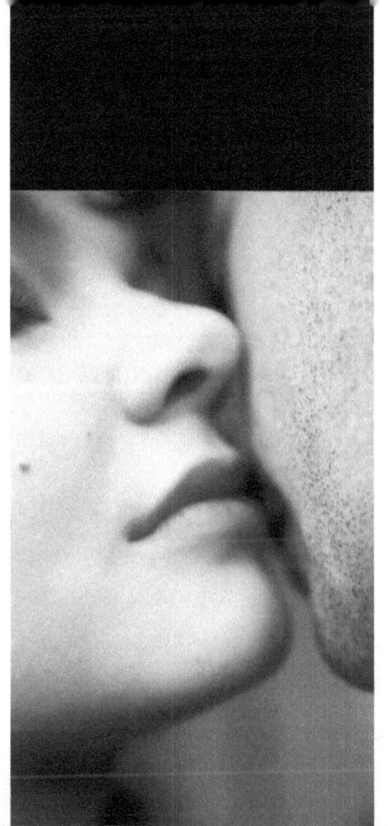

ANTES DE BESAR

*"Tus labios de seda,
son la luz de mi condena".*

¡Cuídalos a diario!

Generalmente no se tiene en cuenta el estado de los labios, los cuales, como cualquier otra parte del cuerpo, deben ser cuidados y hasta mimados, porque la piel de los mismos es muy sensible y delicada.

Para que sean siempre una tentación es importante dedicarles unos minutos diarios y no solamente cuando se tiene una cita que sospechamos podría terminar a los besos.

Algunos consejos prácticos:

• A la mañana y a la noche utilizar una crema nutritiva y aplicarla masajeando en forma de círculos suaves hasta que absorba. Se puede usar la misma crema que se emplea para los párpados.

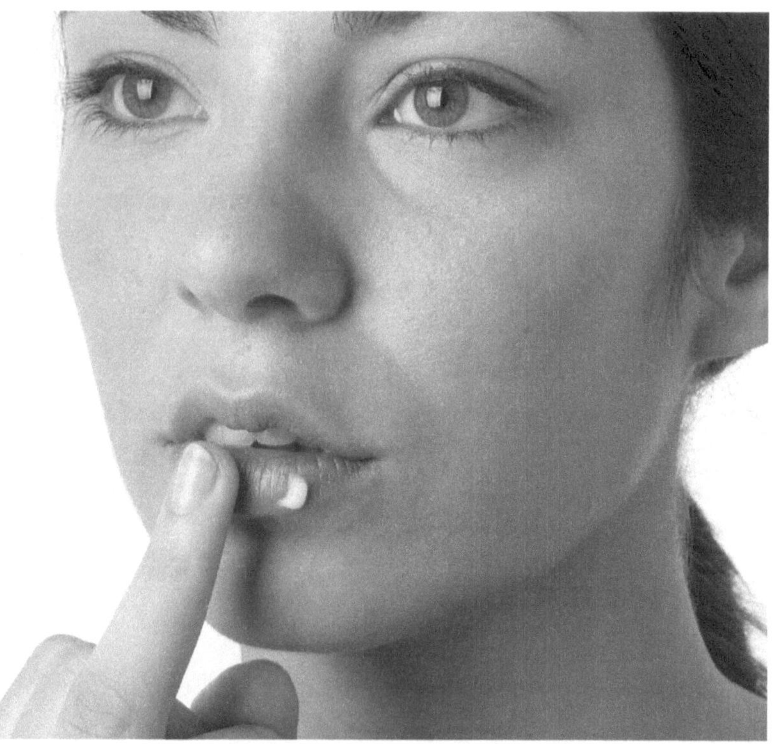

• Si se tienen los labios resecos o agrietados por el frío, la calefacción, el viento o el sol la crema se puede suplantar por aceite de almendras o de mosqueta. Es recomendable aplicarlo por la noche, antes de dormir.

• Para mantener la humectación durante todo el día, lo mejor es tener siempre a mano una barrita de manteca de cacao y usarla cada vez que los labios se sientan secos. Es un antiguo recurso pero, ¡económico y muy útil!

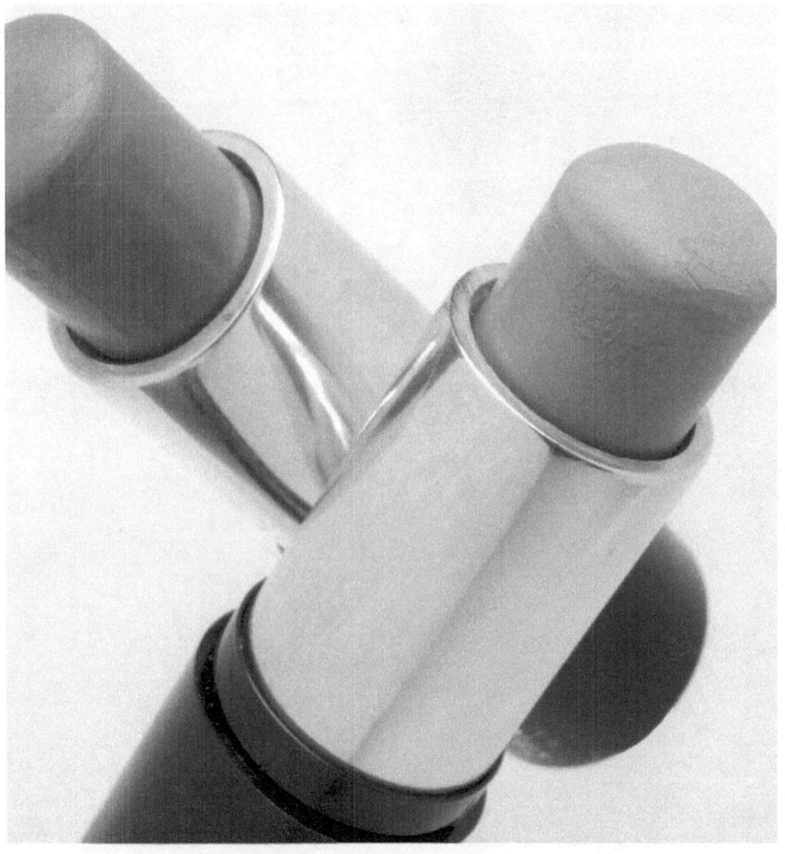

• Una vez por semana exfoliarlos con azúcar mezclada con una cucharita de miel. Realizar un suave masaje, enjuagar y aplicar crema nutritiva. Esto quitará la piel muerta y suavizará los labios haciéndolos lucir seductores.

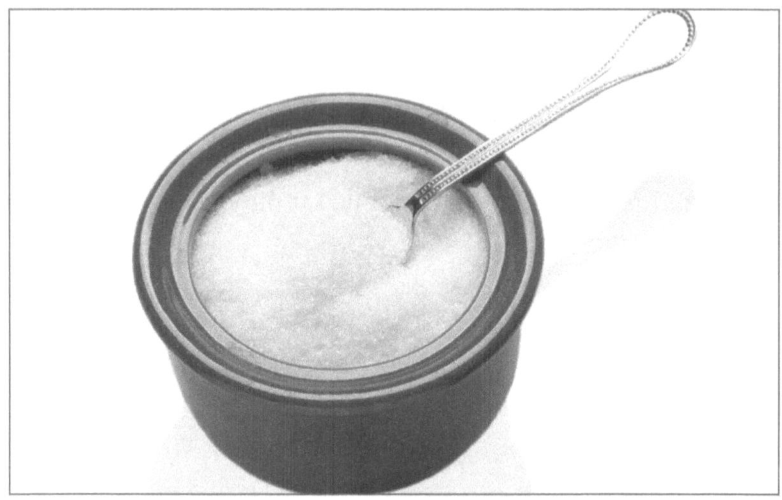

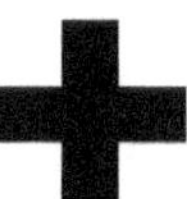

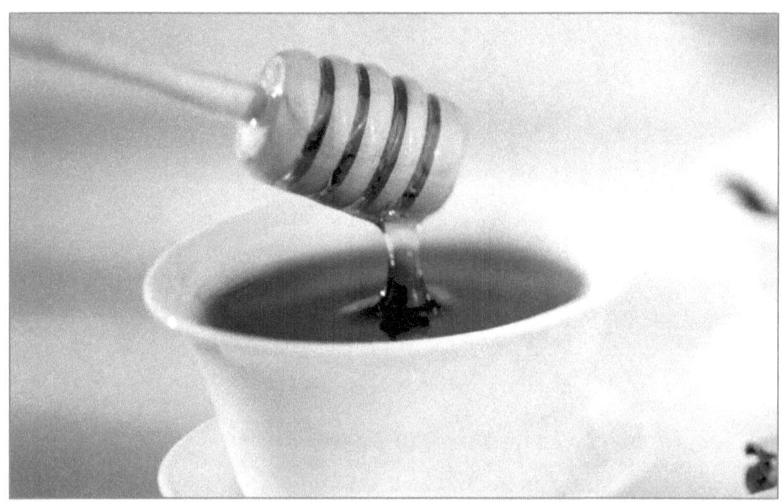

• Antes de exponerse al aire libre, sobre todo en la playa o la montaña, utilizar pantalla solar sobre los labios para prevenirlos de daños que pueden lastimarlos. La mayoría de las personas sólo protegen el rostro sin tenerlos en cuenta y es muy común que el sol los ampolle hasta hacerlos sangrar.

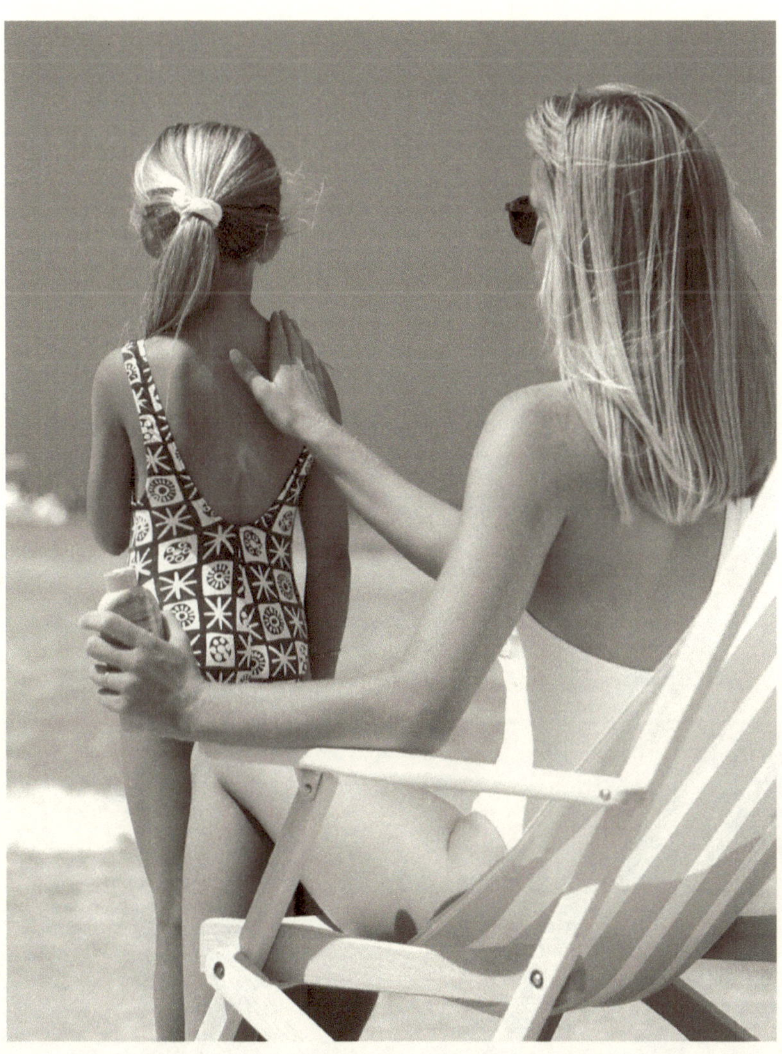

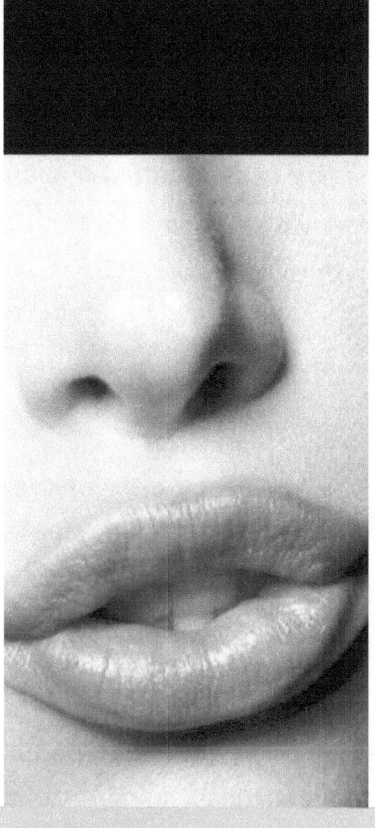

EJERCÍTALOS

¡A ver, a ver, cómo mueve esa boquita!

Tanto a hombres como a mujeres les atraen los labios carnosos y pulposos, pero si se tienen finos y se quiere aumentar su volumen hay ejercicios que ayudarán a engrosarlos sin tener que recurrir a cirugías, a aplicaciones de colágeno u otros rellenos que pueden ser riesgosos.

Los beneficios del movimiento no sólo se reducen a los músculos del cuerpo sino que también alcanzan a los de la boca.

Es sólo cuestión de realizarlos todos los días y los resultados se notarán rápidamente.

Si se realiza el siguiente ejercicio dos veces por día se notará que además de mayor turgencia y mejor color, se levantarán las comisuras de los labios evitando el aspecto de tristeza y dándoles una apariencia más joven:

* Colocar los dedos pulgares entre el labio superior y la encía del lado de adentro de la boca.
* Las uñas deben apuntar hacia las encías y la yema hacia los labios.
* Apretar los dedos con los labios haciendo la mayor presión posible.
* Sostener cinco segundos y relajar.
* Hacer diez repeticiones.
* Ir aumentando la serie de repeticiones hasta llegar a treinta.

Con estos dos ejercicios, no sólo se agregará belleza a los labios sino que se lograrán retardar las temibles arruguitas:

* Presionar el labio superior con el inferior con fuerza y sostener cinco segundos. Repetir al menos diez veces.
* Relajar.

• Abrir y cerrar la boca lo más grande posible en forma de 0 grande.

• Sostener diez segundos.

• Repetir tres veces.

• Relajar.

• Repetir el procedimiento anterior pero en forma de 0 pequeña y esta vez aspirando el aire.

• Hacer tres veces.

• Relajar.

¡Tener en cuenta que la presión que se hace al besar es tan intensa que también resulta un excelente ejercicio para lograr labios pulposos!

Besar, besar y besar...

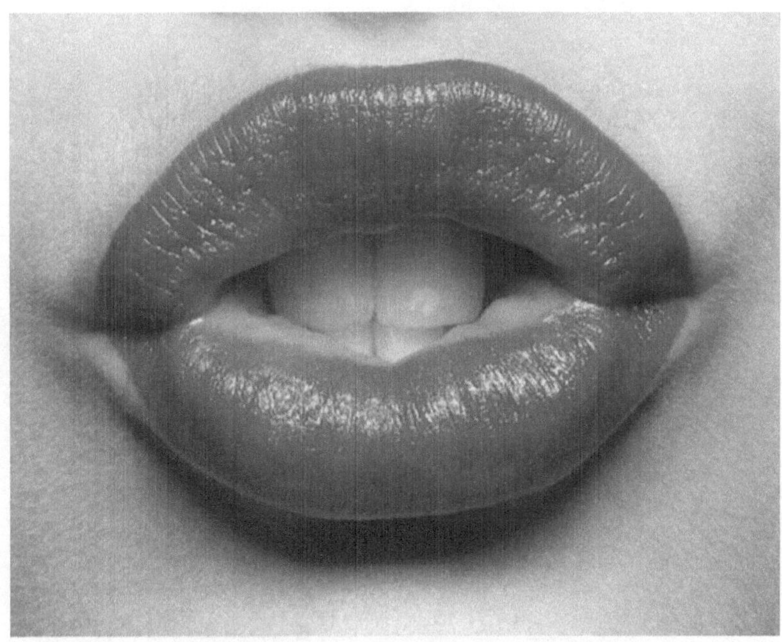

Importante:

No basta con tener labios sexies y glamorosos. Toda la boca debe ser tentadora. Por eso es necesario mantener la higiene y la blancura de los dientes. Cepillarlos una vez por semana con bicarbonato de sodio ayuda a evitar las manchas.

No olvidarse de cepillar la lengua cada vez que se lavan los dientes ya que ella es portadora de gérmenes y bacterias.

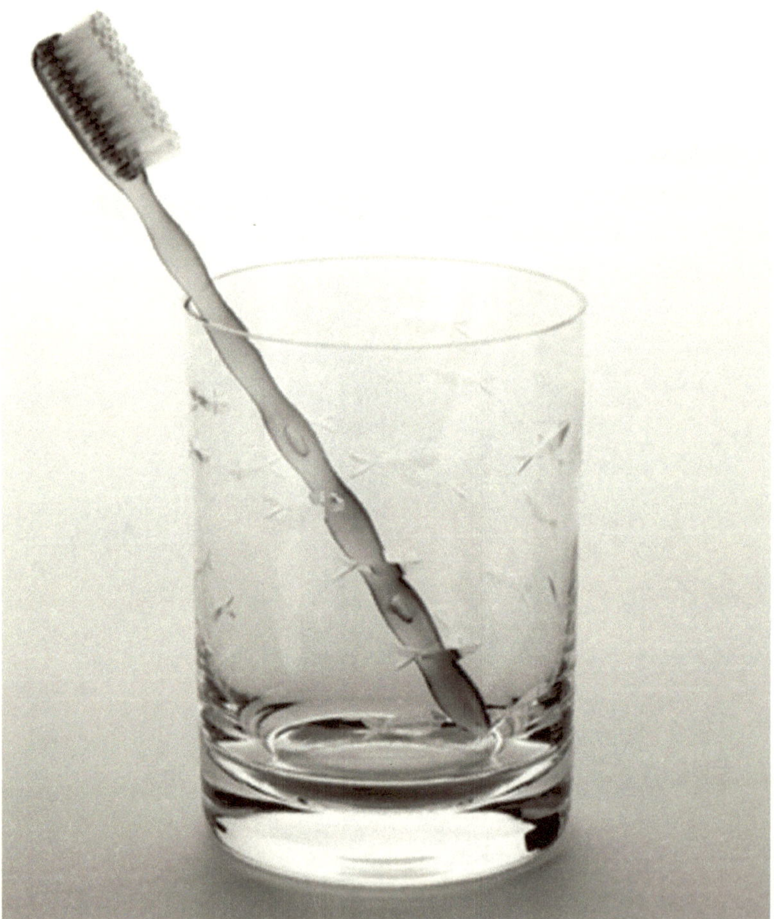

Evitar:

El alcohol, los alimentos fuertes que contienen cebolla, ajo o picantes.

¡El mal aliento aleja hasta al más enamorado!

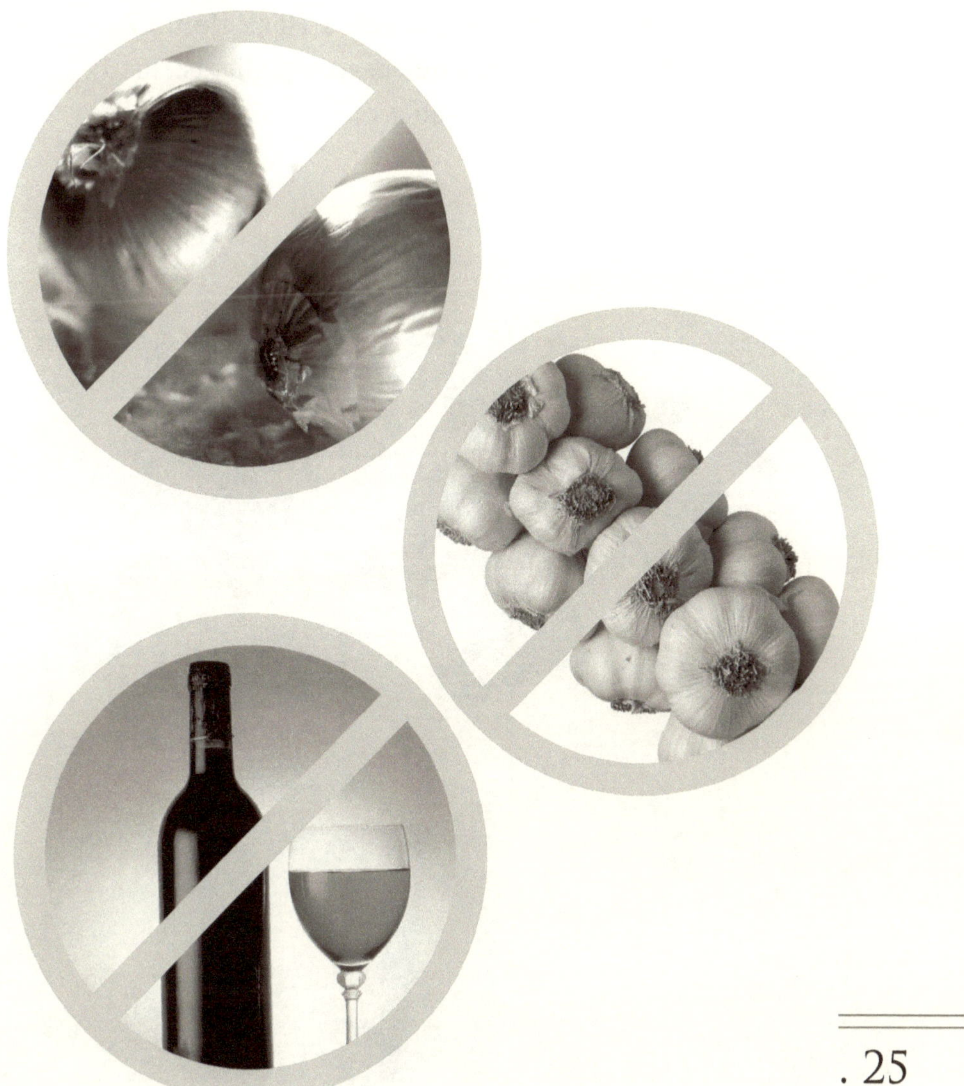

¿Cómo quieres que tu boca sea recordada?:

¿Con besos dulces y con un sabor especial?

Entonces elige siempre el mismo gusto de caramelo o pastillas (sin azúcar) y llévalos contigo para poder recurrir a ellos cuando los necesites. Puedes elegir de frutillas, de naranjas, de cerezas o cualquiera que prefieras. Tus besos serán recordados según el sabor que hayas elegido.

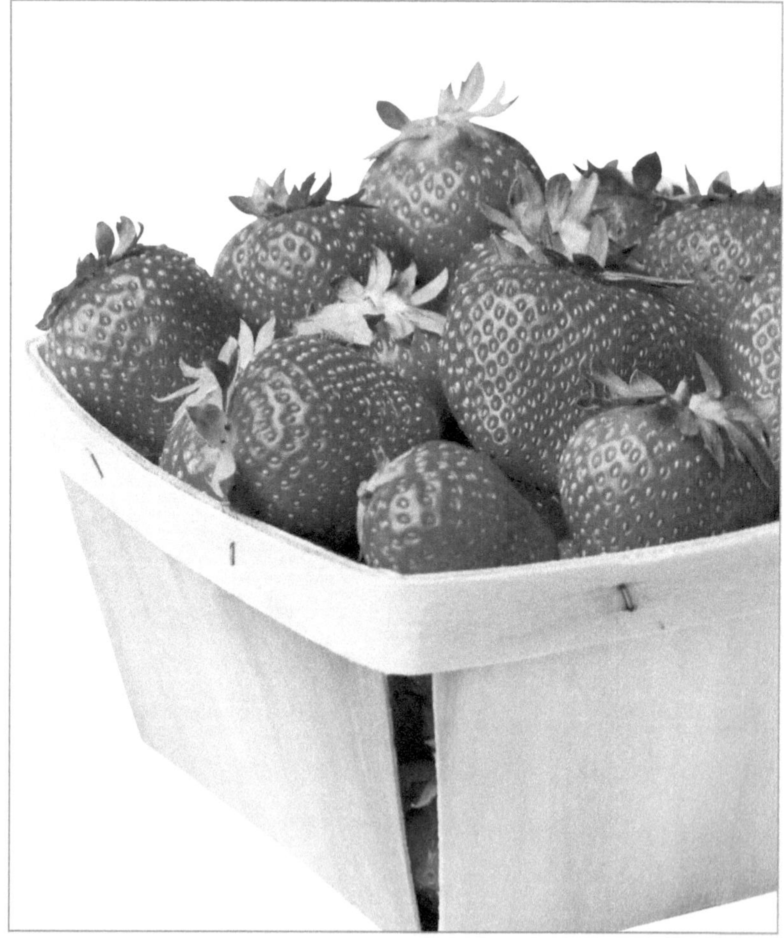

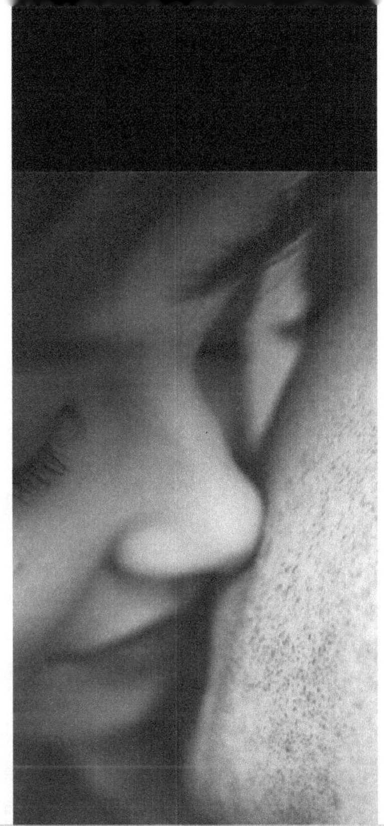

EL PRIMER BESO

¡La vida por un beso!

Este capítulo te ayudará a despejar las dudas que pudieran surgir si nunca has besado.

Una de las mayores preocupaciones es saber quién debe darlo. Esto no es importante.

Tanto hombres como mujeres, chicos o chicas, cualquiera puede dar el primer paso.

Otro tema que inquieta es saber cuándo.

No es aconsejable ni apurarse ni demorar demasiado.

El mejor momento será cuando alguna de las dos personas sienta que es el adecuado para expresar sus sentimientos.

La timidez o indecisión así como el desenfreno o el apuro podrían jugar en contra.

Las siguientes sugerencias tienen validez tanto para quienes nunca han besado como para aquellos que pretenden besar por primera vez a determinada persona y no quieren arruinar ese momento tan importante.

En ambos casos lo que se busca es que ese beso sea único e inolvidable, que quede grabado para siempre en la memoria del otro y que genere más y más ansias de besar.

Hay que recordar que el primer beso es decisivo para conseguir un segundo encuentro.

• Cuando uno se siente atraído o enamorado lo que más desea es que ese beso cordial dado en la mejilla se deslice hacia los labios y le pueda transmitir toda la pasión que nos genera esa persona.

• No apresurarse es la clave para que resulte un éxito.

• Mantener una postura relajada pero demostrar seguridad.

• En esos primeros encuentros, lo importante es demostrar la alegría y la emoción de ver al otro. Alagar la ropa o el aspecto así como decir un lindo piropo son siempre herramientas eficaces. La simpatía seduce. Entonces hacer reír es una buena estrategia para que la persona se sienta cautivada y cómoda.

• Mientras se habla o se sonríe, mirar breve pero intensamente a la otra persona para darle a entender que es deseada. Hacer cortos silencios en la conversación mientras se mantiene una mirada profunda, tratando de transmitir los más íntimos sentimientos.

• Observar si la pareja es sensible a las miradas. Fácilmente se podrá notar la predisposición a tener un contacto más cercano.

• De manera espontánea y lo más natural posible, hacer los primeros contactos físicos. Deben ser suaves y sutiles, como una caricia en la mejilla, en la mano o en un brazo. Tomar un mechón de cabello mientras se conversa también da resultado.

• Si hasta ese momento la otra persona se nota interesada y acepta los avances, es el momento de la acción.

• Acercarse sólo con el cuerpo. Los manoseos groseros podrían intimidar a la pareja. Alcanza con apoyar tiernamente las manos en los hombros, brazos o en la cara para atraerla hacia uno.

• Besar a la otra persona lentamente y con los ojos cerrados, expresándole lo que se siente. Apoyar los labios en su boca de manera tierna y delicada. En esta etapa, un leve roce de la lengua entre sus labios será suficiente y hasta más excitante que uno demasiado atrevido.

• Es muy importante que este primer beso no sea enloquecido ni desesperado porque podría asustar a la pareja y se lograría el efecto contrario. Tampoco conviene introducir la lengua profundamente porque tendría una carga demasiado erótica o sexual. ¡Ya habrá tiempo para más pasión!

• ¡Ocho de cada diez mujeres juzgan cómo es el hombre cuando la besa por primera vez! Lo mismo podría deducirse de los hombres hacia las mujeres, claro.

¿Cuándo se considera que un beso es malo?

• Cuando se besa por la fuerza a la otra persona.

• Cuando no transmite pasión.

• Cuando se es inseguro.

• Cuando hay abundancia de saliva y la lengua se introduce violentamente como queriendo solamente lamer.

Recordar que para lograr **los mejores besos se necesita...** **¡práctica, práctica y más práctica!**

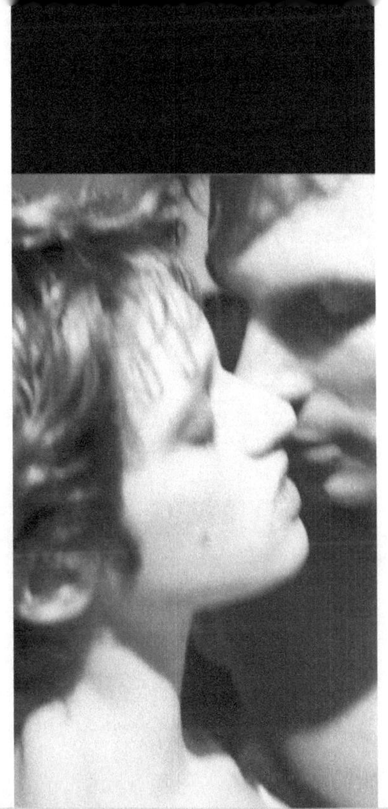

¡Déme dos!

Hay ciertos gestos en el comportamiento de las personas que generalmente se repiten y que son necesarios descifrar para darse cuenta de que alguien te quiere besar.

Aquí van algunas ayudas:

• Cuando te saluda con un beso en la mejilla, busca dártelo muy cerca de la boca, como por casualidad.

• Te sonríe con un brillo en los ojos cuando te ve.

• Te abraza más tiempo de lo necesario.

• Su mirada se dirige a tus ojos y a tu boca mientras te habla.

• Siempre se te acerca demasiado.

• Te habla muy cerca de la boca o al oído.

• Cuando mantiene una conversación, se pasa la lengua por los labios o los mordisquea mirándote fijamente.

• Te toca el pelo, las manos o la espalda.

• Busca siempre estar cerca de ti aunque haya otra gente en el grupo.

• Trata de alejarte de otras personas para lograr un encuentro a solas.

¡Quizás, sin que lo notes, estos comportamientos también los repetirás tú si quieres besar a alguien!

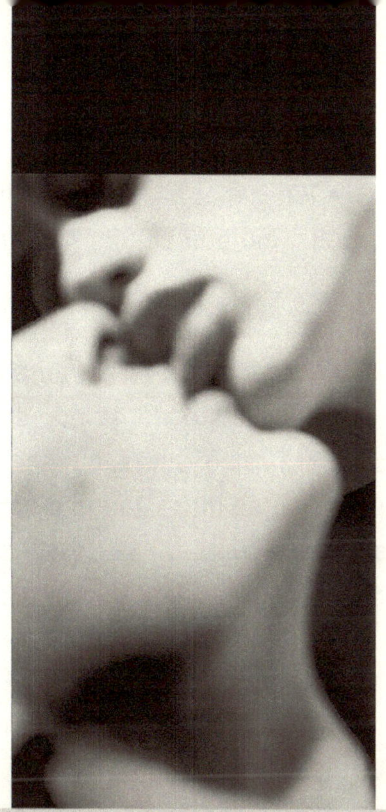

Del ridículo no se vuelve…
De un mal beso ¡tampoco!

Lo ideal es que tus besos sean recordados por siempre como únicos e irrepetibles. Para eso es necesario evitar ciertos errores como los que se detallan a continuación:

• Tener mal aliento o aliento con intenso gusto a alcohol, cebolla, ajo o cualquier condimento fuerte.

• Besar a la otra persona de improviso y cuando no corresponda. Esto no quiere decir que no pueda hacerse de sorpresa, algo que suele ser muy divertido, pero sólo si la situación de intimidad lo permite. De otro modo, podría considerarse como un gesto agresivo y fuera de lugar y alejaría para siempre a la persona besada.

• Consultarle a la persona si se la puede besar o ser inseguro. Esto demuestra falta de tacto y de carácter. La situación romántica debe llevar a la pareja a querer hacerlo.

• Besar apurado y como queriendo "comer la boca". Introducir la lengua profundamente en un primer beso podría ser mal interpretado. Debe ser un acto que comience de manera suave y vaya aumentando la intensidad recíprocamente hasta llegar a la excitación.

• No dominar las manos. Los toqueteos demasiado atrevidos podrían asustar a la pareja.

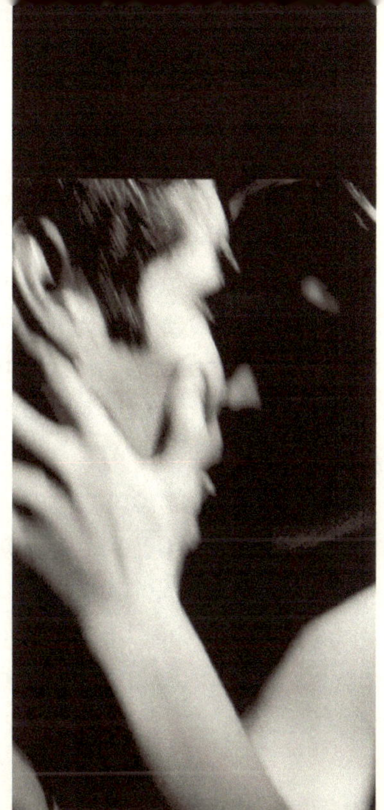

BESOS CAUTIVANTES

Besos brujos

El erotismo que generan los buenos besos quizás sea mayor que el de una relación sexual propiamente dicha.

Esto se debe a que en la lengua, el interior de la boca y los labios existen terminales nerviosas muy sensibles que provocan en el cerebro deseos eróticos muy profundos.

Además en un beso erótico participan cinco de los doce nervios craneales que afectan a las funciones cerebrales.

Más allá de las explicaciones que puedan brindar los entendidos sobre las reacciones químicas y físicas de los seres humanos ante un buen beso, lo más importante es lograr la excitación de la pareja con una técnica voluptuosa y sensual.

¡No se podrán aumentar las terminales nerviosas de la boca a voluntad pero sí incrementar el deseo de la otra persona y el propio con un beso apasionado!

Es por eso que besar no debe ser entendido como una sencilla acción de aproximación o preparación para llegar al acto sexual.

Llegada la ansiada intimidad, los tres momentos importantísimos por tener en cuenta son:

- **El antes:** porque es necesario despertar profundos deseos.

- **El durante:** porque se demuestra la pasión y el disfrute que se está sintiendo al gozar del cuerpo de la pareja.

- **El después:** porque se expresa tanto la satisfacción como el amor por el otro una vez que el acto sexual ha finalizado.

Hay tantas maneras como personas en el mundo para conseguir besos inolvidables.

¡A no desesperar! Es muy difícil enumerarlas todas, pero sí se pueden conocer algunos secretos que se brindan para aquellos interesados en mejorarlos día a día.

Es importante recordar que valen tanto para hombres como para mujeres.

Algunos secretos

(1)

Comienza lento y relajado, disfrutando del sabor de los labios de tu pareja. En principio son mejores los besos cortos, sin lengua, delicados. Decirle palabras eróticas y románticas mientras se besa, incrementará su deseo y el tuyo.

(2)

Alterna los besos suaves con roces del extremo de tu lengua en sus labios, pero sin introducirla en su boca.

(3)

Intercambia besos en la boca con otros en su cuello y en su cara.

(4)

Sé como las olas en el mar. Y a medida que los dos se dejen llevar por la sensualidad dar leves mordiscos para volver a ser suave y tierno. Busca no apurarte y no ser ansioso.

El juego del ir y venir entre la pasión ardiente y la suavidad romántica los enloquecerá a los dos.

(5)

No besar todo el tiempo con los ojos cerrados. Hacer contacto visual te ayudará a leer en la mirada de tu pareja la intensidad de su deseo.

(6)

Comienza a dar besos más intensos. Es el momento de incrementar la fogosidad. Humedece sus labios con tu saliva e introduce tu lengua en su boca, explorándola profunda-mente.

(7)

Envuelve su lengua con la tuya, entrelazándola. Mientras tanto aprieta su cuerpo contra el tuyo y comienza a buscar caricias eróticas.

(8)

Demuéstrale tu deseo con gemidos y palabras sensua-les. ¡Endúlzale los oídos!

(9)

En este punto del encuentro ya son importantes los soni-dos tanto como el gusto y el tacto. Hazle saber lo excitante que es su cuerpo para ti.

Importante: Recordar no ser demasiado apurado, agresivo o brusco. No buscar rápidamente el beso de lengua (francés).

EXISTEN CUATRO P
PARA TENER EN CUENTA PARA
LOGRAR LOS MEJORES BESOS:

PACIENCIA

PASIÓN

P

PARSIMONIA

PRESIÓN
CORRECTA

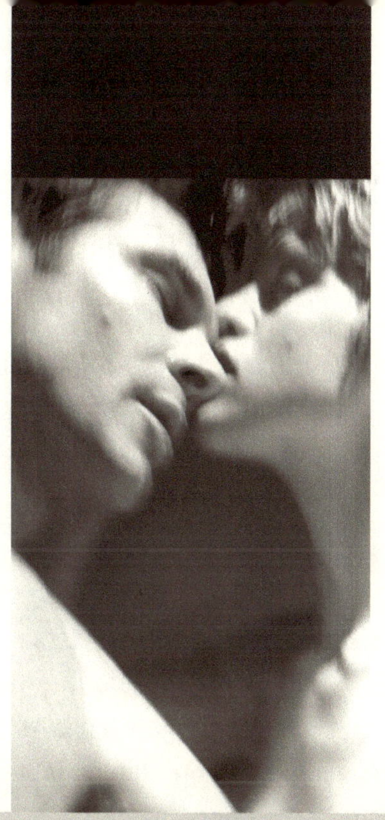

TIPOS DE BESOS

¿Preparado? ¿Listo? ¡Ya!

Existen distintos tipos de besos que se definen según la intensidad y el modo con el que son dados. ¡Practica el que más te guste y vuélvete inolvidable!

.43

EL BESO
FRANCÉS

Es el más íntimo y al que la mayoría de los adolescentes que aún no lo han practicado quizás le tienen más miedo o hasta cierta sensación de asco.

Como implica el contacto de las lenguas, puede llegar a ser intimidante si no se está preparado.

¿Cómo pasar de un beso común sobre los labios al famosísimo beso francés?

Aquí va un consejo que te hará no fracasar:

Llevar la lengua hacia el frente de la boca hasta tocar suavemente con ella los labios de la pareja y luego introducirla en su boca hasta hacer contacto con la lengua de ella.

Si la pareja responde abriendo bien la boca y permitiendo que las lenguas se acaricien, ambos están listos para besar profundamente.

Recordar que es muy importante comenzar delicadamente e ir aumentando la pasión paso a paso.

Este tipo de beso puede ser sumamente embriagador y erótico.

EL BESO
ATRAPANTE

Es el beso francés que incluye la acción de brazos y piernas. La pareja queda apasionadamente entrelazada siempre y cuando se practiqué estando acostados.

EL BESO
DE INTERCAMBIO

Es divertido y juguetón. Por ejemplo, se pueden inter-
cambiar trocitos de hielo y deshacerlos con las lenguas de
los dos. También se puede practicar con frutas jugosas como
uvas, frutillas, cerezas. Mientras se besa, un integrante de la
pareja sostiene la fruta con los dientes y el otro la muerde.

EL BESO
ESCALOFRIANTE

Este beso erotiza tanto a hombres como a mujeres y se
llama así por producir escalofríos. Se intercala el beso francés con besos sobre el cuello, escote y lóbulos de las orejas
usando la lengua como lamiendo un helado.

EL BESO
VAMPIRO

Es el que se da clavando suavemente los dientes en el
cuello de la pareja a la vez que se succiona. Es muy sensual
pero hay que darlo con cuidado porque puede marcar la piel.

EL BESO
SUAVE

Se posan los labios apenas húmedos sobre los de la pareja ejerciendo cierta presión.

EL BESO
ENAMORADO

Similar al beso suave pero incluyendo abrazos y más acercamiento corporal. No se utiliza la lengua, sólo contacto de los labios.

EL BESO
ESQUIMAL

Se le llama así al frotamiento de las narices. Es más una demostración de cariño que un beso ya que no intervienen las bocas. Como su nombre lo indica es la manera de besar de los esquimales.

EL BESO
DEL MUÉRDAGO

Según una antigua leyenda irlandesa, las parejas se besaban bajo un muérdago durante la Navidad como demostración del amor sincero y para desearse buena suerte mutuamente. Actualmente se utiliza por los mismos motivos. ¡No olvides besarte de este modo en la próxima Navidad!

EL BESO
EMBRIAGADOR

Este tipo de beso resulta riquísimo siempre y cuando tu pareja guste del alcohol. Se moja un par de dedos con su bebida preferida como champagne, whisky o vodka y se recorren los labios con ellos, mientras ella los saborea.

**No dejes de inventar tu propio tipo de beso.
Una vez que lo hagas, anótalo aquí:**

El beso ....

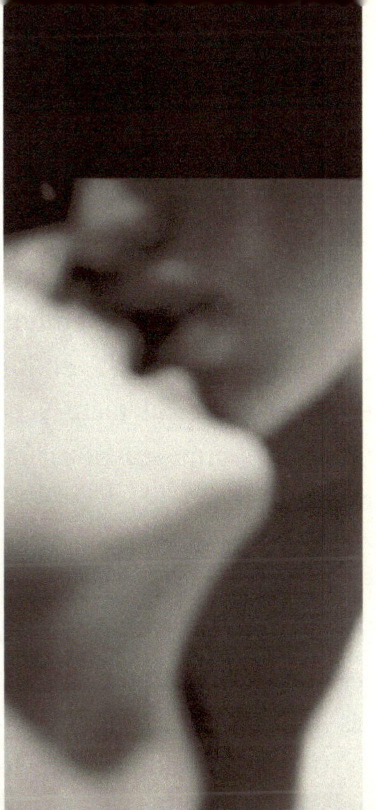

Labios compartidos
Labios divididos...

La filematología

Es la ciencia que estudia los besos, su origen, sus distintos significados dependiendo de las culturas, las reacciones que provocan en los seres humanos y los variados tipos que existen. Parece increíble, pero así es. Se han llevado a cabo trabajos especializados para detectar las respuestas mentales, químicas y físicas en hombres y mujeres.

Según esta ciencia, en los besos participan los tres sentidos: el gusto, el tacto y el olfato. Es por eso que besar provoca enorme satisfacción mientras se practique con la pareja deseada.

Se ha podido conocer que la cuestión química influye tanto porque en el caso de los hombres y su preferencia por los besos húmedos, se debe a que su saliva contiene testosterona y ellos buscan instintivamente pasarla a la boca de las mujeres para generarles deseo sexual.

O sea que además de lo romántico que pueda considerarse, sería un acto inconsciente del ser humano para reproducir la especie.

Las investigaciones señalan también que besar y ser besado sensualmente es beneficioso para la salud.

¿De qué manera?

• Como los besos son estimuladores de endorfinas y éstas creadoras de bienestar y buen humor, son considerados antidepresivos.

• Mejoran la autoestima.

• Un beso apasionado beneficia al corazón ya que hace que los latidos aumenten de 70 a 140 por minuto.

• Los hombres que por la mañana besan a sus esposas, trabajan mejor y ¡viven cinco años más!

• Y como si todo esto fuera poca cosa, ¡adelgazan!
¿Tienes idea de cuántas calorías se queman al besar?
Según estudios llevados a cabo en el arte amatorio, si besas suavemente, quemarás 10 calorías. Si lo haces más intensamente, hasta 17. Y si das besos tórridos y sexuales, 26.

> *¡No hay excusas para no disfrutar*
> ***de unos sabrosos y beneficiosos besos!***

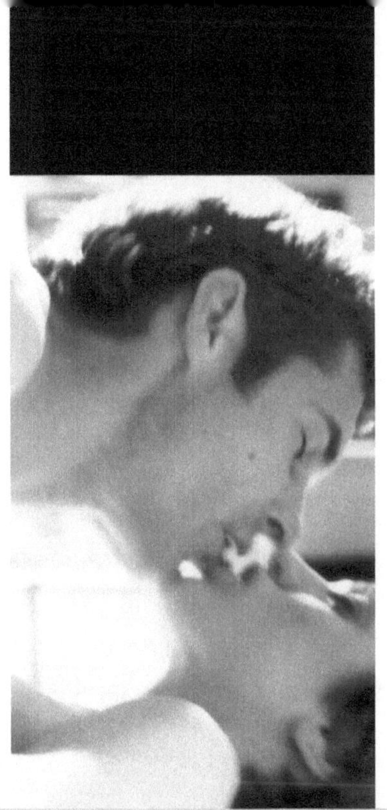

EL SIGNO DEL ZODÍACO

Bésame como quieras...
¡pero bésame!

Las diferentes personalidades que encontramos en los signos del zodíaco tienen su propia manera de besar. A continuación encontrarás una guía para poder reconocerlas.

ARIES

Los arianos y las arianas besan más como un trámite para
llegar rápidamente al sexo que por el simple gusto de besar.

Disfrutan mucho de las caricias eróticas y las prefieren
a los labios de sus parejas ya que besar es algo a lo que no
suelen dedicarle demasiado esfuerzo.

TAURO

Curiosos y fogosos, les encanta explorar y aprender toda
técnica que les dé inmenso placer a ellos mismos y a sus
parejas.

Sumamente sensuales, gozan besar y ser besados.

GÉMINIS

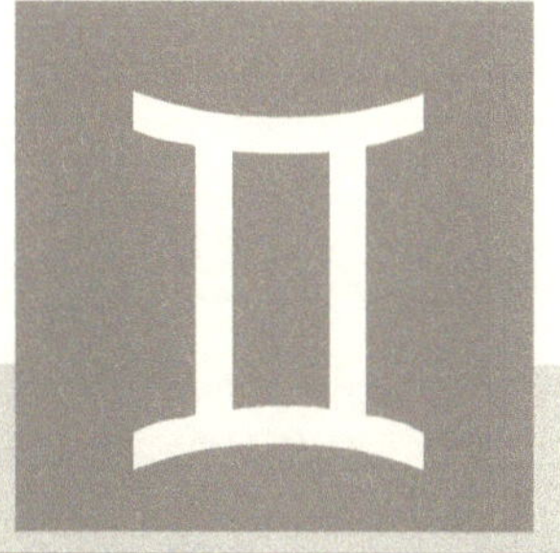

Los pertenecientes a este signo no son muy entusiastas a la hora de las demostraciones amorosas.

Como no son nada tímidos les encanta que les enseñen diferentes tipos de besos pero prefieren pasar aceleradamente al acto sexual. Si así no lo hiciesen, sienten como que pierden el tiempo.

CÁNCER

Este es el signo de los besadores más fogosos. Les encanta besar largo y profundo.

Si fuera por ellos estarían todo el día besando a su pareja y son capaces de enojarse si no son correspondidos de igual manera.

LEO

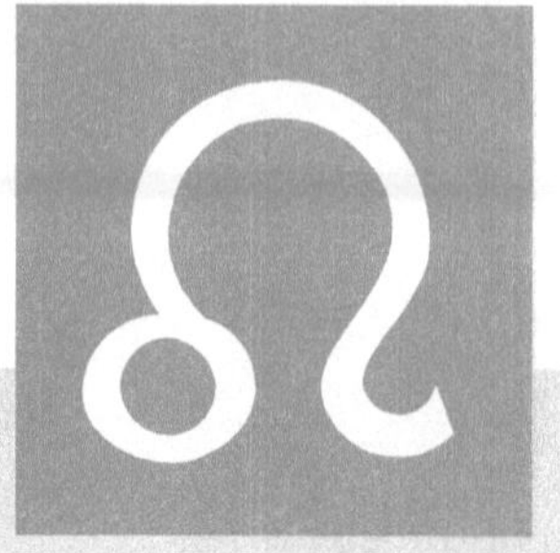

Es un signo muy sensual y los leoninos consideran que los besos intensos son su mejor arma para llegar al encuentro íntimo.

Las leoninas aman besar tomándose su tiempo para disfrutar de la boca de su amante, mientras que los hombres de leo lo hacen más rápido pero más intenso.

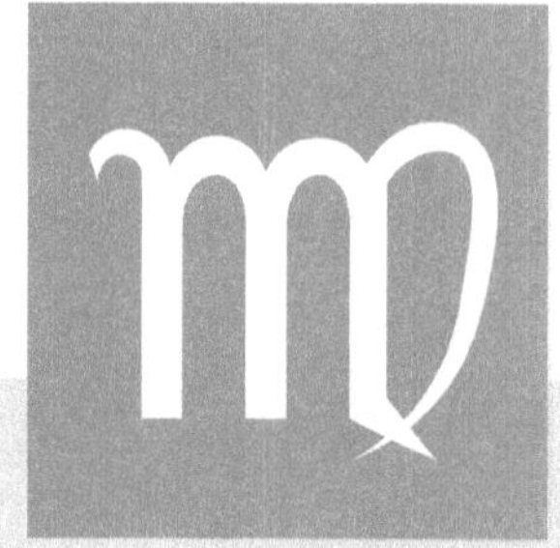

VIRGO

Las virginianas son más rápidas a la hora de besar a alguien por primera vez que los varones de este signo.

Ellos demoran más en tomar la iniciativa por ser tímidos e inseguros.

Si te gusta una persona de virgo, deberás atreverte a darle el primer beso porque ellos pueden tardar meses en decidirse.

LIBRA

Las librianas y los librianos son tan atractivos que nadie se resiste a besarlos.

Poseen labios voluptuosos dispuestos a complacer a cada momento.

Por ser tan curiosos aprenden de todos los demás signos y a la hora de elegir pareja preferirán a los más ardientes.

Son románticos y sexuales a la vez.

ESCORPIO

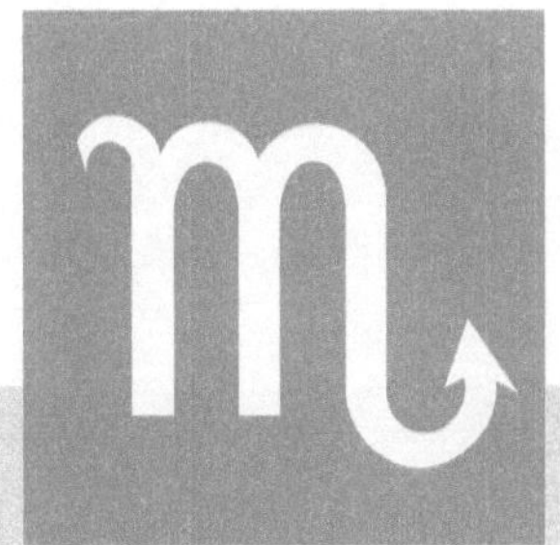

El fuego, el deseo y la pasión están presentes en este signo más que en cualquier otro. Las escorpianas y los escorpianos son los más eróticos del zodíaco.

Si buscas ser besado hasta en lo más profundo de tu boca y en los lugares más recónditos de tu cuerpo, prueba con una/un amante escorpiano.

SAGITARIO

Muy inquietos, van por la vida probando los besos de todos los que se les cruzan en su camino.

No lo hacen con demasiada pasión, más bien besan rápido y corto. Es su manera de disfrutar, la pareja no debe sentir que es por falta de entusiasmo.

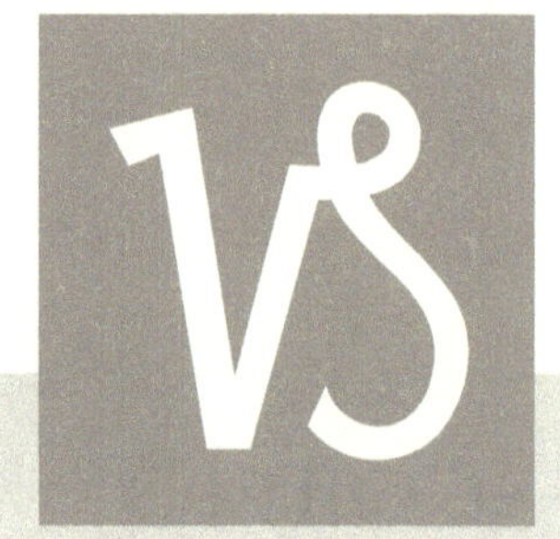

CAPRICORNIO

Los nativos y las nativas de este signo utilizan los besos como arma de seducción para llegar a los encuentros sexuales.

Una vez conseguido su objetivo, se olvidarán de besar por más que amen a su pareja. Las demostraciones de cariño no van con ellos. Son apasionados únicamente al comienzo de la relación, pero luego pueden volverse apáticos.

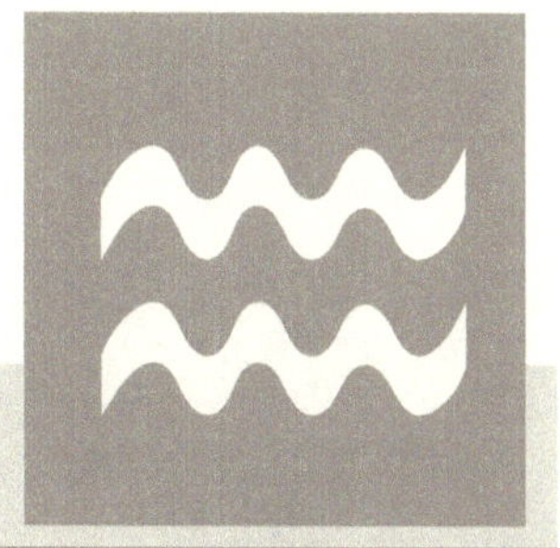

ACUARIO

No son grandes besadores ni mueren por serlo.

Directamente, casi ni les importa. Son tan apasionados que prefieren besar rápido para dedicarse más tiempo al sexo, que es lo que realmente les interesa.

PISCIS

No se puede estar con un pisciano o pisciana sin ser besado casi continuamente.

Son los más demostrativos del zodíaco y se ofenden si no son retribuidos de igual manera.

Dan tanto besos cortos como largos y son capaces de pasar horas besando sin respiro.

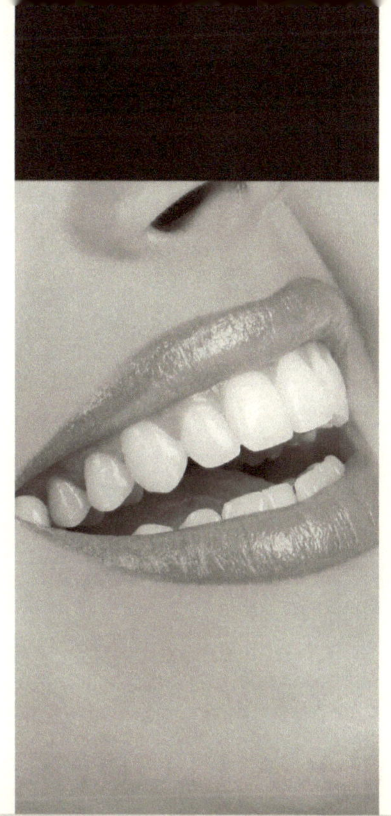

DEFINE LA PERSONALIDAD

"Hay labios tan finos, que en vez de besar, cortan".
(Paul Charles Bourget)

Si prestas atención a la forma de la boca y de los labios de las personas podrás saber un poco más sobre su carácter y su modo de ser.

LAS BOCAS

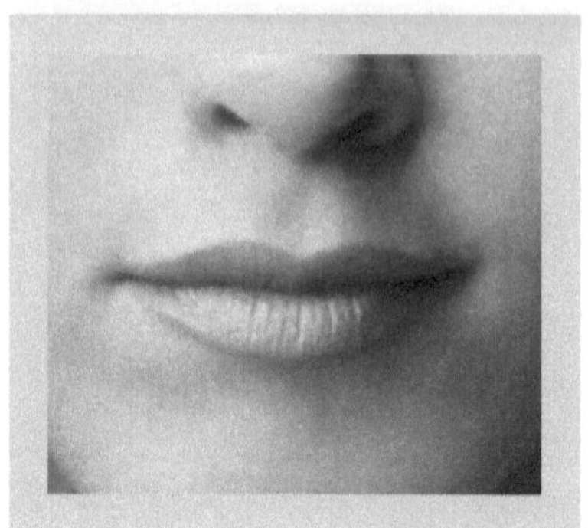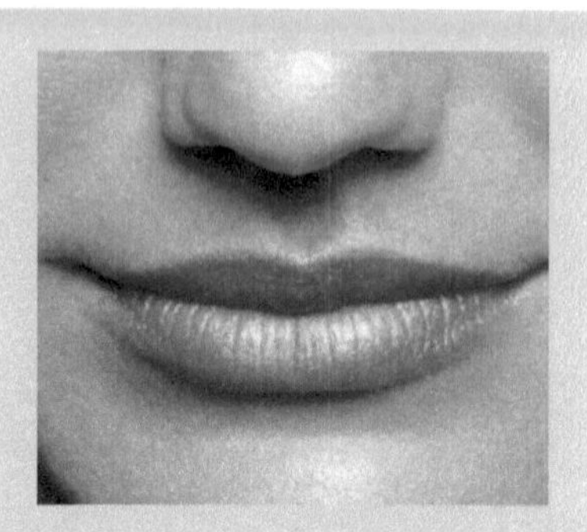

BOCA PEQUEÑA

Generalmente demuestran personalidades un poco superficiales a los que les agrada la vida elegante, disfrutar de lujosos viajes, las buenas comidas y bebidas.

BOCA GRANDE

Divertidos y valientes, buscan comerse el mundo como leones en la selva. Siempre están dispuestos a vivir aventuras extremas.

LOS LABIOS

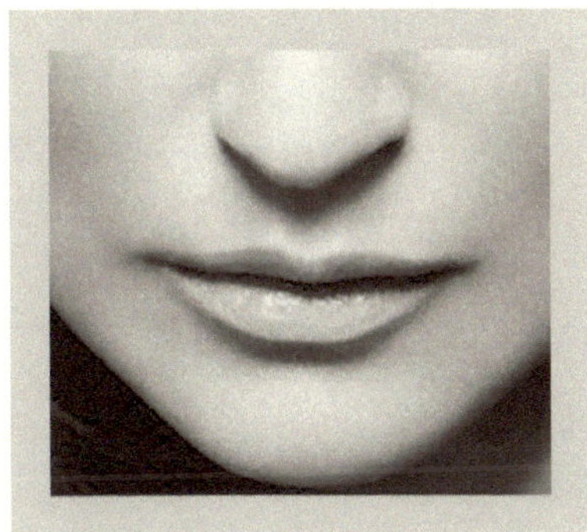 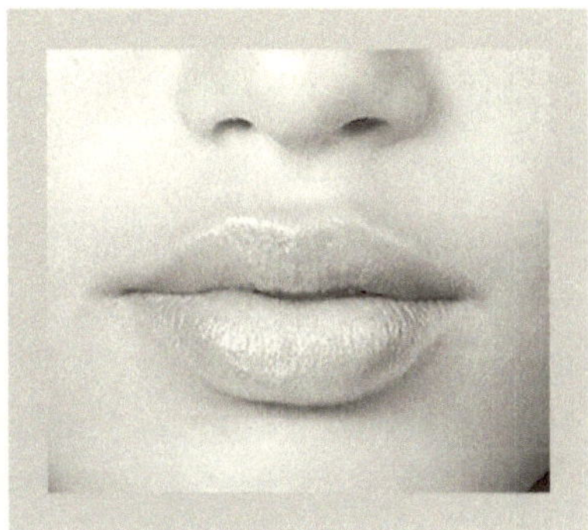

LABIOS FINOS

Definen a las personas exigentes, frías y severas. No son muy divertidos a la hora de experimentar diferentes besos.

LABIOS GRUESOS

Los que tienen estos labios son voluptuosos, sexuales y disfrutan del placer. Ponen la vida en cada beso y lo hacen de manera inolvidable. ¡Es por eso que son los preferidos de hombres y mujeres y que las aplicaciones de colágeno para tenerlos como Angelina Jolie sean cada vez más frecuentes!

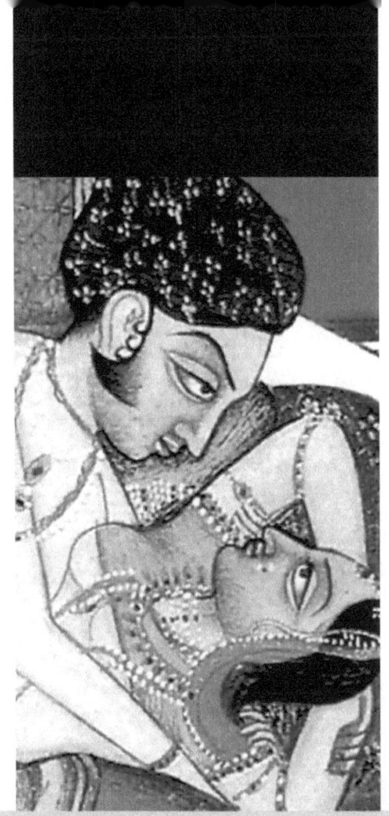

"Sonríe. Es la segunda mejor cosa que puedes hacer con tus labios".
(Anónimo)

El *Kamasutra* es un antiguo texto hindú que trata sobre el comportamiento sexual del hombre.

Fue escrito por Vatsiaiana en el período comprendido entre los años 240 y 550 d.C.

Este libro ancestral, dedicado al sexo y a las artes amatorias, también incluye diferentes modos de besar ya que considera que este acto es importantísimo para demostrar la pasión y el sentimiento amoroso.

Es por eso que el *Kamasutra* explica cuidadosamente cómo y cuándo dar cada beso.

Son muy llamativas las descripciones y los nombres originales que se le da a cada uno. ¿Los conocías?

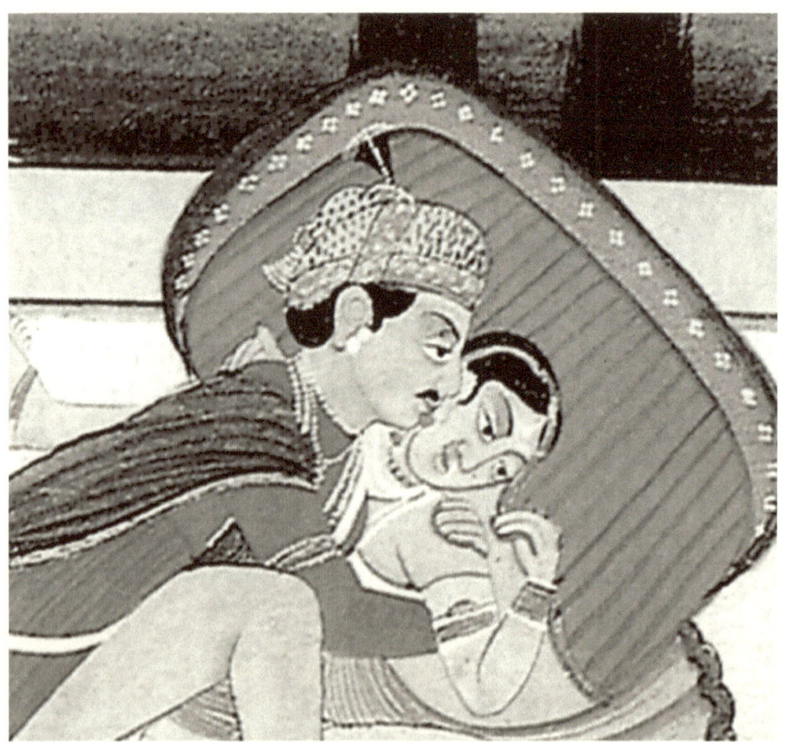

BESO
LADEADO

Cuando las cabezas de la pareja se inclinan en direcciones opuestas y se besan en esta posición.

Es la postura adoptada más común para el beso. También la más cómoda porque evita el choque de las narices.

BESO
INCLINADO

Uno de los dos deja caer la cabeza hacia atrás y el otro lo toma del mentón y, suavemente, lo besa. Esta clase de beso es encantador porque comunica ternura.

Es ideal para iniciar el acercamiento amoroso de forma lenta y relajada.

BESO
DIRECTO

En este beso la lengua sólo participa sobre los labios, no dentro de la bocas, pero puede excitar mucho más.

Se trata de dar pequeñas caricias con la punta de la misma sobre los labios, mordisquearlos y chuparlos como si fuera una fruta madura. Se saborean las bocas de forma lenta y sensual.

BESO
PRESIÓN

Se aprietan los labios de la pareja con la boca cerrada. Es un tipo de beso que se usa para comenzar o terminar una relación amorosa.

BESO
SUPERIOR

Uno de los amantes atrapa con sus dientes el labio superior y el otro responde besándole el labio inferior. No es una manera muy común de besar.

BESO
BROCHE

Se denomina así porque los labios de uno de los dos aprieta los labios del otro como abrochándolos fuertemente.

BESO
PALPITANTE

En este beso un integrante es el activo y el otro el pasivo. El pasivo recibe con los labios relajados y entreabiertos muchos besos cortos en toda la boca, incluidas las comisuras.

BESO
CONTACTO

En este beso no participan los labios. Un amante acaricia la boca del otro sólo con la lengua.

BESO PARA ENCENDER
LA LLAMA

Cuando un amante duerme, el otro le besa suavemente las comisuras de los labios para provocar el deseo sexual.

BESO PARA LLAMAR
LA ATENCIÓN

Es el que el amante da a la amada cuando está ocupada en alguna tarea y desea atraerla hacia sus brazos. En este caso, el *Kamasutra* sugiere besar en la nuca, la espalda, el cuello y toda zona que encienda la pasión.

BESO
NOMINAL

Uno de los amantes toca la boca del otro con dos dedos después de haberse besado.

BESO MARIPOSA
O DE PESTAÑAS

Las pestañas de un amante recorren toda la cara y los labios de su pareja como si fueran los suaves aleteos de una mariposa.

BESO
CON UN DEDO

Sin la participación de las bocas, un amante recorre la boca del otro por fuera y por dentro con un dedo.

BESO
CON DOS DEDOS

Uno de los dos moja con su saliva dos dedos juntos y los apoya sobre los labios del otro presionándolos.

BESO
PARA DESPERTAR

Cuando uno de los dos está dormido, el otro busca despertarlo amorosamente besándolo cerca del nacimiento de los cabellos, en las sienes.

BESO
DEMOSTRATIVO

Se acostumbra a dar en lugares públicos por la noche. Un miembro de la pareja besa suavemente al otro en el cuello o en la mano.

EL BESO QUE RECUERDA
LA PASIÓN

Una vez en reposo después del frenesí del acto sexual, uno de los miembros de la pareja apoya la cabeza sobre el muslo del otro y se lo besa.

BESO
TRANSFERIDO

Cuando uno de los amantes besa una imagen, un retrato, un niño o cualquier cosa que tenga a su alcance, mirando fijamente a los ojos al otro, dándole a entender que ese beso está dedicado a él.

BESO
DE LAS LÁGRIMAS

Es el que un amante da al retrato de su pareja ausente por extrañarlo intensamente.

BESO
DEL PECHO

Se comienza besando en la boca y se baja hasta los pechos y los pezones, mojándolos con saliva. Se los besa intercambiando caricias con la lengua. El paso siguiente es mordisquear los pezones con suavidad. Este beso llega a ser muy excitante para los integrantes de la pareja y lo pueden practicar tanto los hombres como las mujeres.

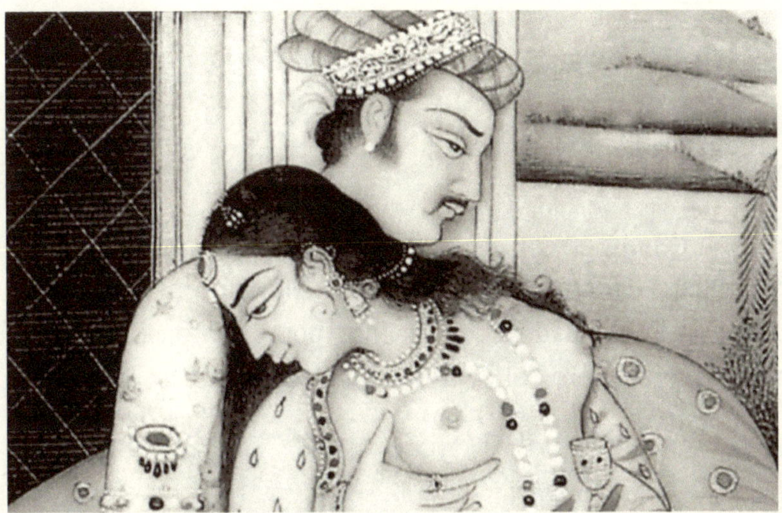

BESO
VIAJERO

Como lo indica su nombre, es el beso que comienza en la boca y se extiende sensualmente a otras partes del cuerpo.

BESO
SIN RELOJ

El secreto aquí es la lentitud en los besos que recorren todo el cuerpo de la pareja. Para lograr el mayor placer de los dos lo importante es que el besador mantenga el control sin importarle el tiempo que le lleve erotizar al besado.

BESOS
CON MORDISCOS

Son los que se dan tanto en los labios como en el cuerpo de la pareja intercalando mordiscos. Hay que prestar atención a la intensidad de los mismos porque la pasión puede hacer que se pierda el control y lastimar la piel de la pareja.

**El *Kamasutra* describe
ocho besos con mordiscos:**

MORDISCO
DEL JABALÍ

Lo más común es hacerlo en el hombro. Deja huellas en la piel similares a las pisadas de los jabalíes en el barro. Al mordisquear, quedan filas de marcas muy cerca una de otras con puntos rojos en el medio.

MORDISCO
ESCONDIDO

Debe darse en la parte interna del labio inferior y deja una intensa marca roja.

MORDISCO
CLÁSICO

Se presiona entre los dientes gran cantidad de piel.

QUEBRADA

Mordiscos que deben hacerse en los pechos en forma de círculos.

MORDISCO

DEL PUNTO

Se presiona entre los dientes una pequeña porción de piel de modo que el rastro que deja es una sola marca en forma de punto rojo.

MORDISCO DE LA LÍNEA

DE PUNTOS

Se toma una porción de piel con todos los dientes que dejan su marca en forma de hilera. Según el Kamasutra se da en los muslos o en la frente.

MORDISCO DEL CORAL
Y LA JOYA

Es cuando se muerde utilizando los dientes y los labios juntos. Los dientes representan la joya y los labios el coral.

MORDISCO DE LA LÍNEA
DE JOYAS

Se usan todos los dientes y dejan una intensa marca.

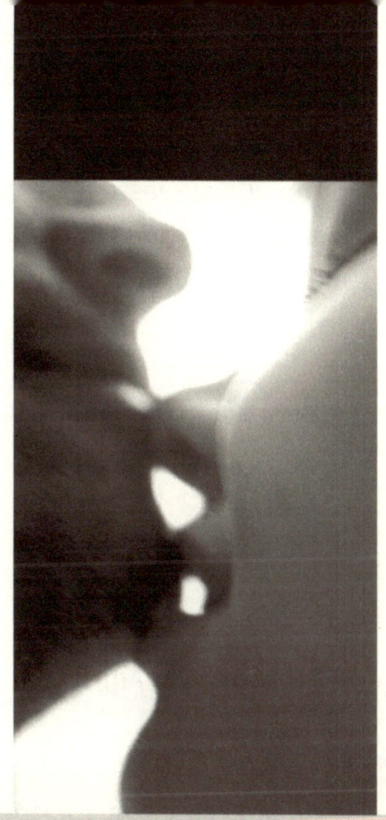

*¡Bésame y no hará falta
que me digas cuánto me amas!*

¿Qué me quiere decir cuando me besa en la oreja? ¿Y en la mejilla? ¿No es raro que me bese en la frente?

Es muy probable que te hayas hecho estas u otras preguntas al recibir un beso en otras partes de tu cuerpo, además de en la boca.

Si no supiste las respuestas, aquí van algunas interpretaciones que te ayudarán a descifrar los sentimientos que esconden esos besos.

- **Beso sobre la mano:** Adoración

- **En la cabeza o cabellos:** Devoción

- **En la mejilla:** Amistad

- **En la boca y con abrazo:** Amor profundo y sincero

- **En la frente:** Protección y respeto

- **En los ojos:** Dulzura y ternura

- **Beso rápido o robado:** Timidez

- **En la oreja:** Diversión, sólo por placer sin compromiso

- **Con los ojos cerrados:** Profundo amor

• **Con los ojos abiertos:** Desapasionado. Sólo está estudiando tus reacciones

---

• **En el cuello:** Búsqueda de sexo y pasión desenfrenados

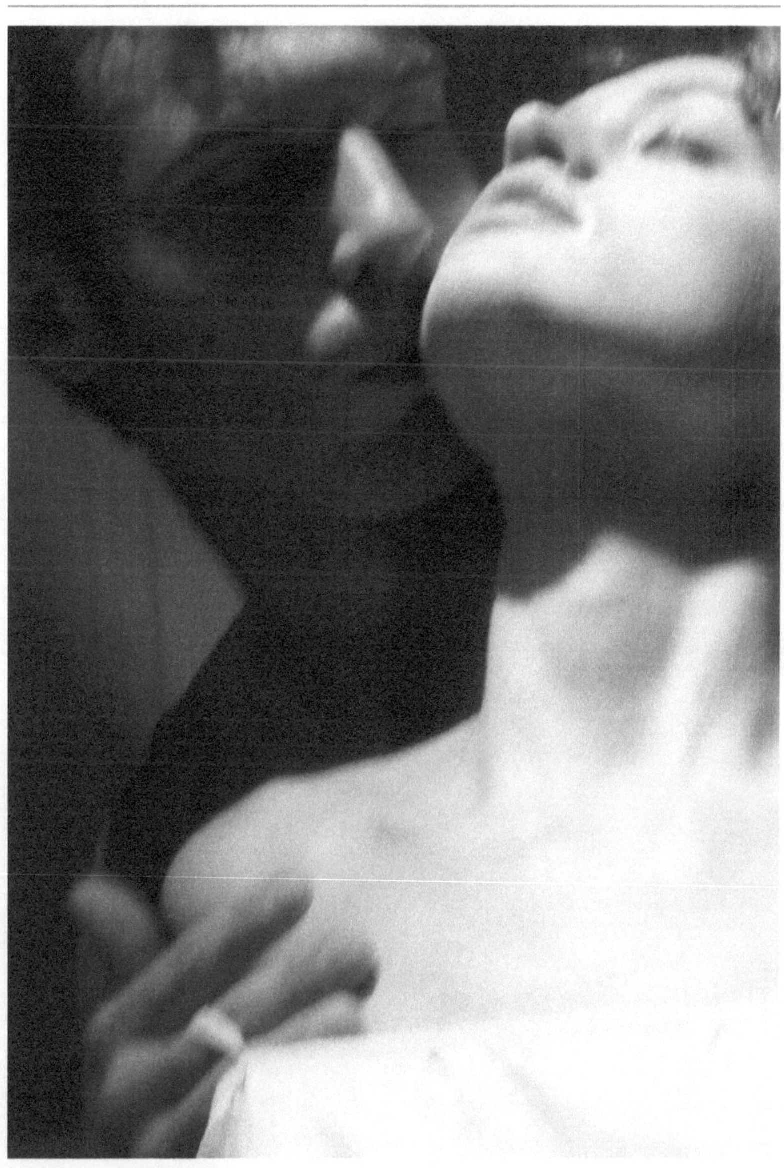

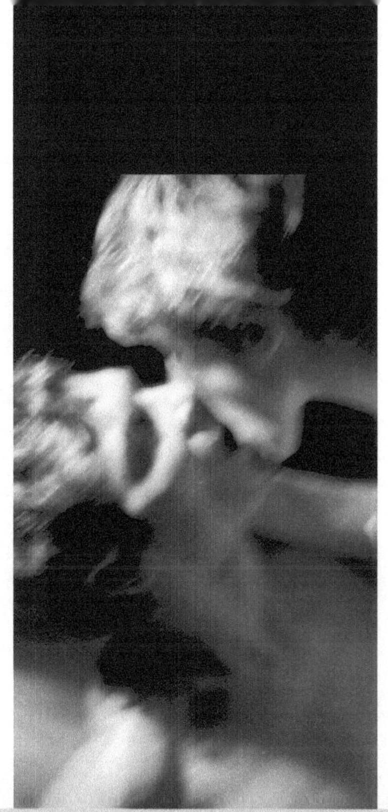

SOBRE LOS BESOS

Amor sin beso...
¡pizza sin queso!

Una persona da alrededor de

500 mil besos en toda su vida,

¡lo que implica pasar

21.000 minutos besando!

El **50%** de las personas
han dado o recibido su primer beso

antes de los 14 años.

El **beso más largo** dado en una película
duró 3 minutos y 5 segundos.
Fue en **"Ahora estás en el ejército"** (1941),

entre la actriz Jane Wyman y el actor Regis Toomey.

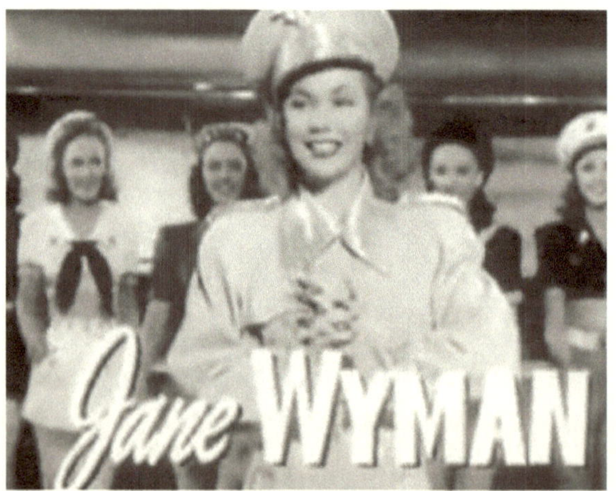

El **65%** de las personas inclinan su cabeza
a la derecha al besar.

La película con mayor cantidad de besos fue
"Don Juan" (1927).

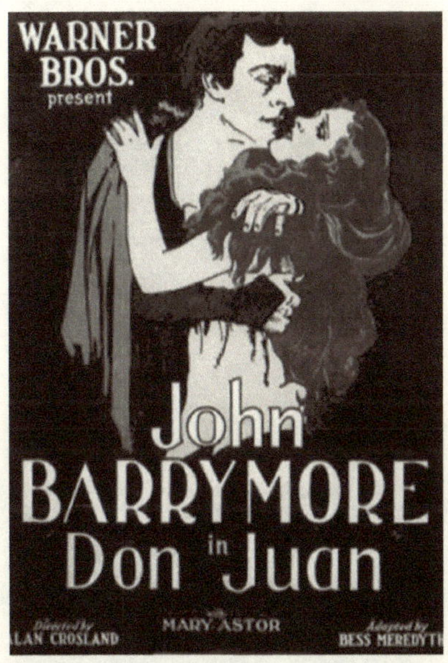

El actor **John Barrymore dio ¡191!**
¡Increíble!

El beso más largo de la historia se lo dieron

Dror Orpaz y Carmit Tzubara en Tel Aviv.

Fue durante un concurso de besos en el año 1999 y

¡duró 30 horas y 45 minutos!

Alfred Wolfram, de New Brighton, Minnesota, USA,
posee el inédito récord de haber besado a

8001 personas en 8 horas.

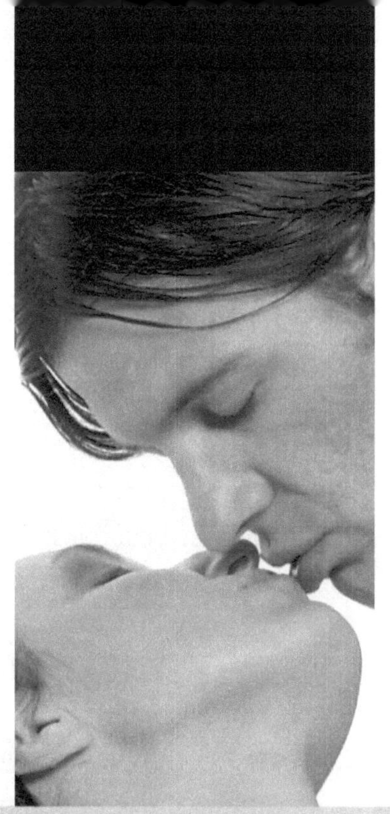

DEDICADOS AL BESO

EL PRIMER BESO

Yo ya me despedía... y palpitante
Cerca mis labios de tus labios rojos,
"Hasta mañana", susurraste;
Yo te miré a los ojos un instante
Y tú cerraste sin pensar los ojos
Y te di el primer beso: alcé la frente
Iluminado por mi dicha cierta.

Salí a la calle alborozadamente
Mientras tú te asomabas a la puerta
Mirándome encendida y sonriente.
Volví la cara en dulce arrobamiento,
Y sin dejarte de mirar siquiera,
Salté a un tranvía en raudo movimiento;
Y me quedé mirándote un momento
Y sonriendo con el alma entera,
Y aún más te sonreí... Y en el tranvía
A un ansioso, sarcástico y curioso,
Que nos miró a los dos con ironía,
Le dije poniéndome dichoso:
"Perdóneme señor esta alegría".

Amado Nervo

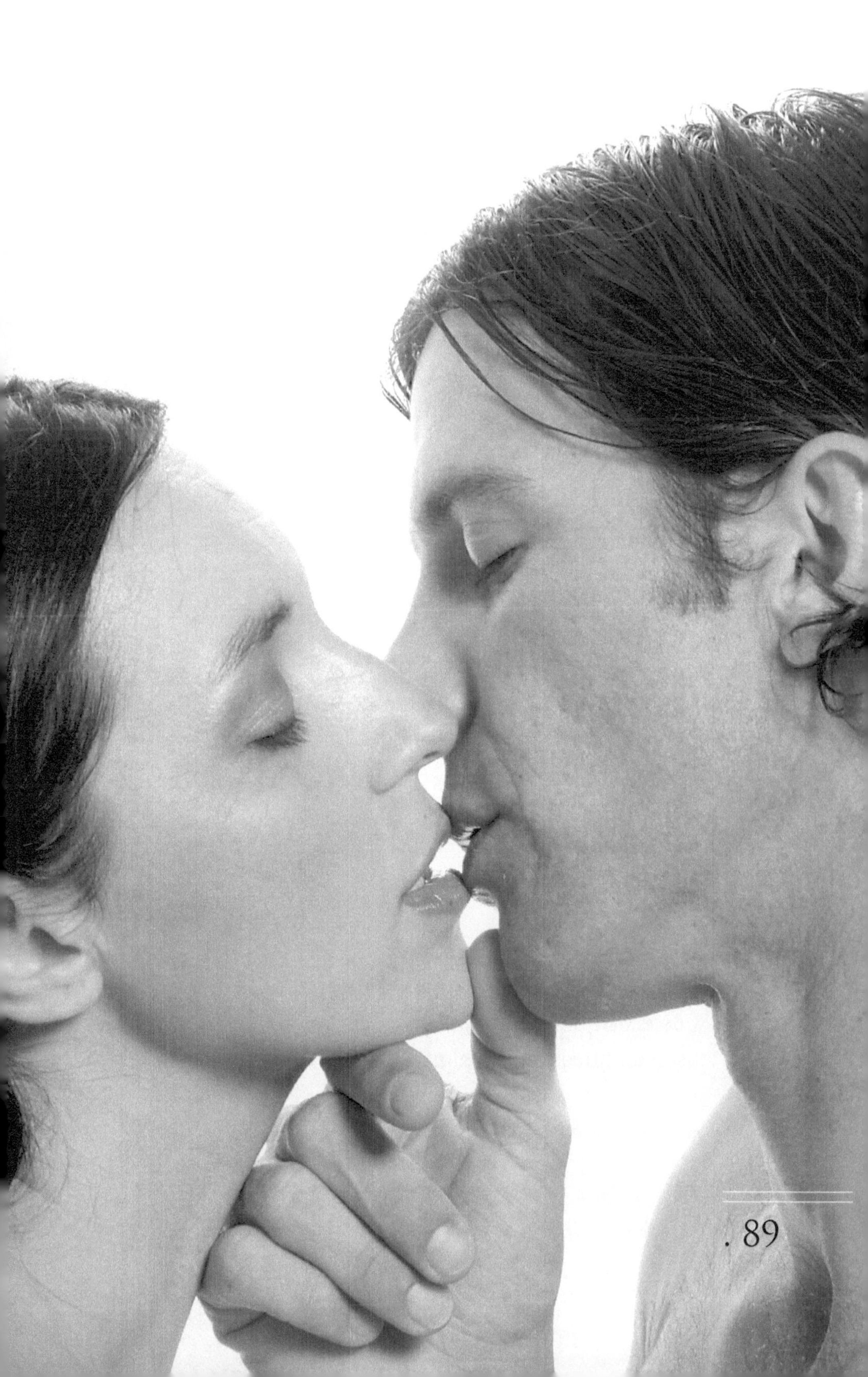

RIMA XXIV

Dos rojas lenguas de fuego
Que a un mismo tronco enlazadas
Se aproximan y, al besarse,
Forman una sola llama.

Dos notas que del laúd
A un tiempo la mano arranca,
Y en el espacio se encuentran
Y armoniosas se abrazan.

Dos olas que vienen juntas
A morir sobre una playa
Y que al romper se coronan
Con un penacho de plata.

Dos jirones de vapor
Que del lago se levantan
Y, al juntarse allá en el cielo,
Forman una nube blanca.

Dos ideas que al par brotan;
Dos besos que a un tiempo estallan,
Dos ecos que se confunden;
Eso son nuestras dos almas.

Gustavo Adolfo Bécquer

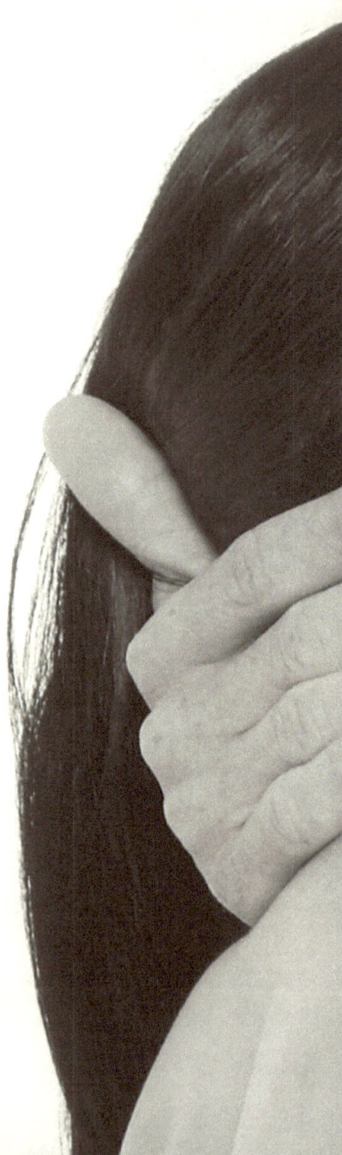

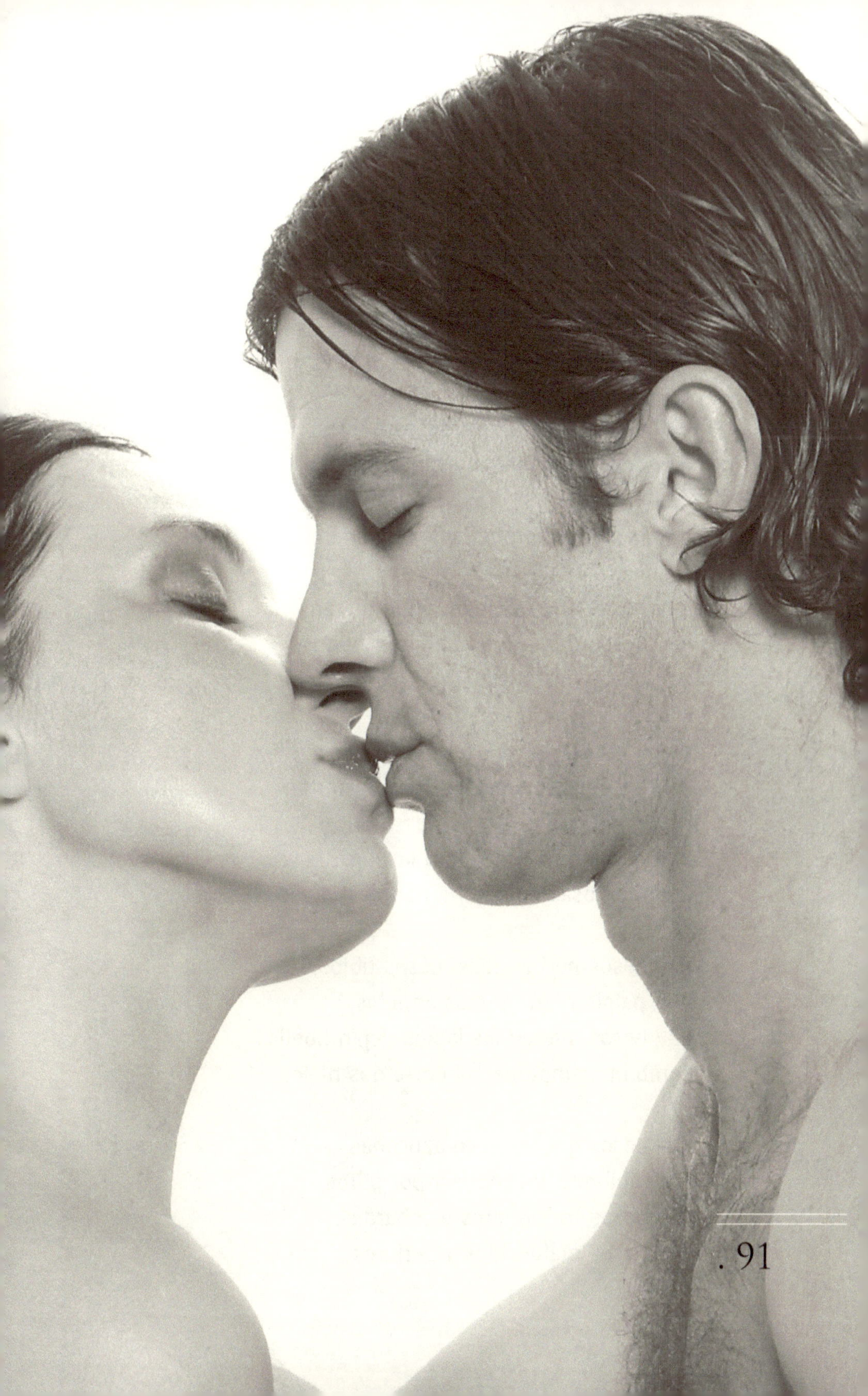

BESOS

Hay besos que pronuncian por sí solos
La sentencia de amor condenatoria,
Hay besos que se dan con la mirada
Hay besos que se dan con la memoria.

Hay besos silenciosos, besos nobles
Hay besos enigmáticos, sinceros
Hay besos que se dan sólo las almas
Hay besos por prohibidos, verdaderos.

Hay besos que calcinan y que hieren,
Hay besos que arrebatan los sentidos,
Hay besos misteriosos que han dejado
Mil sueños errantes y perdidos.

Hay besos problemáticos que encierran
Una clave que nadie ha descifrado,
Hay besos que engendran la tragedia
Cuantas rosas en broche han deshojado.

Hay besos perfumados, besos tibios
Que palpitan en íntimos anhelos,
Hay besos que en los labios dejan huellas
Como un campo de sol entre dos hielos.

Hay besos que parecen azucenas
Por sublimes, ingenuos y por puros,
Hay besos traicioneros y cobardes,
Hay besos maldecidos y perjuros.

Judas besa a Jesús y deja impresa
En su rostro de Dios, la felonía,
Mientras la Magdalena con sus besos
Fortifica piadosa su agonía.

Desde entonces en los besos palpita
El amor, la traición y los dolores,
En las bodas humanas se parecen
A la brisa que juega con las flores.

Hay besos que producen desvaríos
De amorosa pasión ardiente y loca,
Tú los conoces bien, son besos míos
Inventados por mí, para tu boca.

Besos de llama que en rastro impreso
Llevan los surcos de un amor vedado
Besos de tempestad, salvajes besos
Que sólo nuestros labios han probado.

¿Te acuerdas del primero…? Indefinible;
Cubrió tu faz de cárdenos sonrojos
Y en los espasmos de emoción terrible,
Llenáronse de lágrimas tus ojos.

¿Te acuerdas que una tarde en loco exceso
Te ví celoso imaginando agravios,
Te suspendí en mis brazos… vibró un beso,
Y qué viste después…? Sangre en mis labios.

Yo te enseñé a besar: los labios fríos
Son de impasible corazón de roca,
Yo te enseñé a besar con besos míos
Inventados por mí, para tu boca.

Gabriela Mistral

*El ruido de un beso no es tan retumbante
como el de un cañón, pero su eco dura mucho más.*
Oliver Wendell Holmes

*¿Beso? Un truco encantado para dejar de hablar
cuando las palabras se tornan superflúas.*
Ingrid Bergman

El más difícil no es el primer beso sino el último.
Paul Géraldy

*Cuando la edad enfría la sangre y los placeres son cosa del
pasado, el recuerdo más querido sigue siendo el último, y
nuestra evocación más dulce, la del primer beso.*
Lord Byron

En un beso, sabrás todo lo que he callado.
Pablo Neruda

Un mundo nace cuando dos se besan.
Octavio Paz

El beso es el contacto de dos epidermis
y la fusión de dos fantasías.
Louis Charles Alfred de Musset

Los besos son como pepitas de oro o de plata,
halladas en tierra y sin un gran valor,
pero preciosas porque revelan que cerca hay una mina.
George Villiers

Por tus besos vendería el porvenir.
René de Chateaubriand

Señor, quisiera saber quien fue el loco que inventó el beso.
Jonathan Swift

El único idioma universal es el beso.
Louis Charles Alfred de Musset

Lo bueno de los años es que curan heridas,
lo malo de los besos es que crean adicción.
Joaquín Sabina

La decisión del primer beso es la más crucial en cualquier
historia de amor, porque contiene dentro de sí la rendición.
Emil Ludwig

El más bello instante del amor, el único que verdaderamente
nos embriaga, es este preludio: el beso.
Paul Géraldy